RECHERCHES

SUR

L'INCUBATION

DE LA SYPHILIS.

RECHERCHES

SUR

L'INCUBATION

DE LA SYPHILIS.

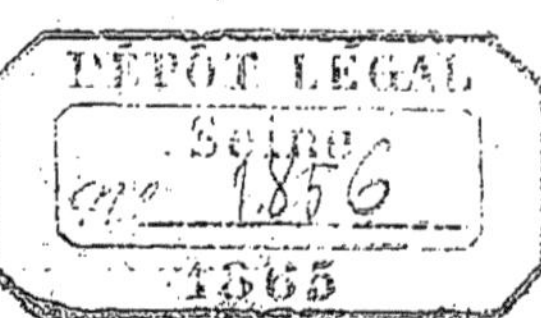

Je crois pouvoir établir, d'après un certain nombre de faits, que l'incubation syphilitique dépasse souvent la durée qu'on lui assigne habituellement, et que parfois elle se prolonge d'une façon considérable pour atteindre, comme dans les observations qui vont suivre, les limites extrêmes de 35, 40, 50 jours, voire même de deux mois.

A l'époque, encore voisine de nous, où le chancre syphilitique était confondu avec le chancre simple, une semblable assertion eût paru pour le moins étrange et n'eût rencontré que l'incrédulité. Elle semblera, je l'espère, plus acceptable aujourd'hui. De nombreux travaux, en effet, ont établi que, si l'ulcère simple se développe sans incubation et suit de près le rapport contagieux, le chancre syphilitique, au contraire, procède généralement avec une grande lenteur et laisse toujours s'écouler un temps plus ou moins long entre l'insertion du virus et l'apparition des premiers phénomènes. D'autre part, les récentes expériences qui ont démontré le caractère contagieux des accidents secondaires de la syphilis nous ont fourni bon nombre d'exemples de ces incubations *à longue échéance*, lesquelles serviront de contrôle et d'appui aux faits dont le récit va suivre.

Mon attention était depuis longtemps fixée sur ce point par quelques cas d'incubation remarquablement prolongée que j'avais eu l'occasion d'observer en 1856, pendant mon internat dans le service de M. Ricord, mon excellent maître. En consultant mes relevés d'hôpital j'avais été amené à reconnaître que, sur un grand nombre de malades, le phénomène initial de l'infection syphilitique s'était fait attendre plusieurs semaines, parfois même jusqu'à 40, 45 et 48 jours. Recueillis sans esprit préconçu, je dirai même plutôt avec défiance, ces premiers faits m'avaient vivement frappé.

Le tableau suivant en reproduira l'analyse sommaire :

ACCIDENTS OBSERVÉS SUR LES MALADES :	DURÉE DE L'INCUBATION :
Obs. 1. Chancres indurés de la rainure. Adénopathie inguinale spécifique. — Accidents consécutifs : Roséole; plaques muqueuses; adénopathie cervicale.	4 semaines.
Obs. 2. Chancre induré du prépuce. Adénopathie spécifique. — Céphalée; maux de gorge.	3 semaines.
Obs. 3. Chancre parcheminé du fourreau. Adénopathie spécifique. — Adénopathie cervicale.	39 jours.
Obs. 4. Chancre induré du méat urinaire; chancre induré du frein. — Adénopathie inguinale spécifique.	4 semaines.

Obs. 5. Blennorrhagie apparue quelques jours après le dernier rapport. Chancres indurés de la verge survenus trois semaines après ce rapport. Adénopathie inguinale spécifique.	3 semaines.
Obs. 6. Blennorrhagie survenue 6 jours après le dernier rapport. Chancre apparu 21 jours exactement après ce rapport, fortement induré. Adénopathie spécifique. — Roséole; adénopathie cervicale; céphalée.	3 semaines.
Obs. 7. Chancre parcheminé du fourreau. Adénopathie spécifique. — Roséole.	40 jours.
Obs. 8. Blennorrhagie apparue ou remarquée seulement dans la troisième semaine qui suivit le dernier rapport. Chancre apparu 5 ou 6 jours après. — Chancre induré du prépuce avec adénopathie inguinale spécifique. — Syphilide papuleuse; plaques muqueuses multiples, etc.	Plus de 3 semaines.
Obs. 9. Chancres indurés de la rainure et du gland. Adénopathie spécifique. — Roséole, plaques muqueuses, adénopathie cervicale.	29 jours.
Obs. 10. Chancre anal. Adénopathie inguinale à ganglions durs et indolents. — Plaques muqueuses multiples des lèvres, de la gorge et de l'anus. Adénopathie cervicale et épitrochléenne. Céphalée. Croûtes du cuir chevelu, alopécie.	Plus d'un mois.
Obs. 11. Chancre induré, ligneux, de la rainure. Adénopathie spécifique.	23 jours (environ).
Obs. 12. Blennorrhagie déclarée 10 jours après le dernier rapport. Chancre apparu 25 jours après ce rapport. — Chancre induré de la couronne. Adénopathie spécifique. — Roséole; croûtes du cuir chevelu, adénopathie cervicale.	25 jours.
Obs. 13. Chancre du gland à induration ligneuse. Adénopathie spécifique.	3 semaines.

Obs. 14. Chancre induré de la rainure. Adénopathie spécifique. — Plaques muqueuses.

34 jours.

Obs. 15. Blennorrhagie déclarée quelques jours
après le dernier rapport ; sans rapport ultérieur, apparition de deux chancres vers le
28ᵉ jour. — Double chancre parcheminé de la
muqueuse du prépuce. Adénopathie spécifique. — Syphilide psoriasiforme ; plaques
muqueuses, alopécie, adénopathie cervicale.

28 jours (environ).

Obs. 16. Chancre induré du prépuce. Adénopathie spécifique. — Roséole ; plaques muqueuses multiples ; éruption croûteuse du
cuir chevelu ; adénopathie cervicale.

Un mois (environ).

Obs. 17. Chancre de la face muqueuse du prépuce, à induration parcheminée. Adénopathie
inguinale volumineuse. — Roséole.

Un mois.

Obs. 18. Chancre induré de la rainure ; chancre
urétral induré. Bubon inguinal spécifique. —
Roséole ; plaques muqueuses buccales ; adénopathie cervicale.

Un mois (environ)

Obs. 19. Chancre induré de la rainure. Adénopathie spécifique.

27 jours.

Obs. 20. Chancre induré de la rainure. Adénopathie spécifique.

De 5 à 6 semaines ?

Obs. 21. Chancre induré de la rainure. Adénopathie spécifique. — Roséole.

45 jours.

Obs. 22. Double chancre induré de la rainure.
Bubon inguinal spécifique.

3 semaines.

Obs. 23. Chancre parcheminé du fourreau, très-
étendu. Adénopathie spécifique. — Roséole ;
céphalée ; adénopathie sous-occipitale.

6 semaines.

Obs. 24. Chancre induré du gland. Adénopathie
spécifique. — Maux de gorge ; éruption croûteuse du cuir chevelu ; adénopathie bi-cervi-
cale ; douleurs ostéocopes.

6 semaines.

Obs. 25. Chancre parcheminé du prépuce. Adénopathie spécifique.

Un mois.

Obs. 26. Chancre induré du prépuce. Adénopathie spécifique. — Syphilide polymorphe ; plaques muqueuses confluentes du scrotum. Adénopathie cervicale.	6 semaines.
Obs. 27. Chancres indurés du prépuce. Adénopathie spécifique.	5 semaines.
Obs. 28. Chancre induré de la rainure ; chancre parcheminé du prépuce. Adénopathie spécifique.	48 jours.

Ces différents chiffres, il est vrai, ne m'inspiraient pas tous une égale confiance ; quelques-uns même me semblaient devoir être tenus en suspicion pour des motifs divers. J'avais de plus de sérieuses objections à opposer à cette statistique. Ainsi, le début des accidents avait toujours eu lieu au dehors de l'hôpital et n'avait eu pour témoins que des malades plus ou moins attentifs à leur état de santé ; il se pouvait que le chancre n'eût été reconnu qu'un temps plus ou moins long après son apparition première, auquel cas il fallait défalquer nécessairement de la prétendue période d'incubation un temps *d'inobservation* impossible à déterminer. Il était possible que quelques malades se fussent trompés eux-mêmes dans des allégations données de bonne foi, que d'autres m'eussent trompé à dessein pour cacher une faute. Les assertions, en un mot, sur lesquelles reposait cette statistique et que j'avais dû accepter sans moyen de contrôle, pouvaient être erronées ou mensongères, de sorte qu'en somme ce premier relevé ne me satisfaisait que médiocrement.

Cependant, en faisant même la part la plus large possible aux chances d'erreur, il n'était guère admissible que les faits précédents ne continssent une part de vérité et un

enseignement utile. Ils avaient au moins pour eux l'autorité du nombre. Je résolus de les contrôler par un examen
ultérieur et par des observations nouvelles dégagées, autant
que possible, des incertitudes qui devaient jusqu'alors rete-
nir mon jugement.

Or, les cas de cette nature sont très-rares, pour ne pas
dire exceptionnels, et j'ai dû consacrer un temps fort long
à en recueillir un petit nombre. Il faudrait, en effet, pour
une observation absolument parfaite, réaliser des conditions presque irréalisables. Il faudrait que le malade n'eût
eu qu'un seul rapport, de date connue et exactement déterminée ; qu'après ce rapport et longtemps avant il se fût
abstenu de tout contact suspect ; qu'assistant à la période
d'incubation, le médecin constatât *de visu* l'intégrité initiale
des parties pendant la période d'incubation, et surprît en
quelque sorte les phénomènes à leur début ; que de plus
l'accident d'origine sur le sujet qui transmet l'infection
fût connu et déterminé, etc., etc. ; autant de difficultés
presque insurmontables dans la pratique. Est-il besoin de
le dire, on ne peut que se rapprocher plus ou moins de ce
type idéal de l'observation parfaite et rigoureusement démonstrative sur tous les points.

Des circonstances particulières m'ont permis néanmoins
de remplir une partie des conditions multiples de ce pro-
gramme. En quelques cas j'ai été assez heureux pour rencontrer des malades qui pouvaient préciser exactement la
date de la contagion et qui ne s'étaient pas exposés ulté-
rieurement à de nouveaux rapports. J'ai pu, sur plusieurs,
voir éclore, pour ainsi dire, les premiers phénomènes de
l'infection. Quatre fois, dans des conditions toutes spéciales
que je mentionnerai plus loin, j'ai assisté à toute la période
d'incubation, constatant ainsi par moi-même l'intégrité des

parties qui devaient être plus tard le siége des premières manifestations. Enfin, dans l'un de ces cas, j'ai eu l'occasion, grâce au bienveillant concours de mon maître et ami M. Verneuil, de remonter à l'origine de la contagion, et l'observation de la femme qui avait transmis le mal vint confirmer de tout point les assertions du sujet contaminé.

Depuis l'époque où, pour contrôler les premiers résultats que j'ai fait connaître précédemment, je me suis mis à la recherche de cas nouveaux, il s'est offert à mon observation dix-huit faits de cette nature, dégagés, au moins pour la plupart, des chances d'erreur que je signalais à l'instant. Or, ces faits, comme l'on s'en convaincra par le tableau suivant, offrent une concordance aussi curieuse que significative avec ceux de mon premier relevé. On va du reste en juger :

ACCIDENTS OBSERVÉS SUR LES MALADES :	DURÉE DE L'INCUBATION :
Obs. 29. Dernier rapport datant du 10 octobre 1859 ; dans les premiers jours de novembre, apparition d'un chancre de la rainure ; ce chancre s'indure, s'accompagne d'une adénopathie spécifique, et devient l'origine d'une syphilis constitutionnelle. (Roséole papuleuse, plaques muqueuses, alopécie, adénopathie cervicale.	3 semaines.
Obs. 30. Chancre induré de la rainure. — Adénopathie spécifique.	33 à 40 jours.
Obs. 31. Blennorrhagie déclarée quelques jours après le dernier rapport ; 25 à 28 jours après, début de chancres sous forme d'érosions herpétiques ; ces chancres s'indurent. — Consécutivement, accidents multiples d'infection constitutionnelle.	25 à 28 jours.

Obs. 32. Blennorrhagie suivant les derniers rapports à quelques jours de date. — Chancre ap-
paru le 34e jour après le dernier coït, sous
forme d'une exulcération superficielle qui se
transforme en chancre parcheminé. Cicatrisation rapide. Adénopathie inguinale. —
Comme accidents consécutifs : roséole ; plaques muqueuses des amygdales et de la
langue ; syphilide squammeuse du menton.
(*V.* page 14.) — 34 jours.

O bs. 33. Dernier rapport dans la dernière semaine de janvier 1864 ; apparition d'une blennorrhagie dans les derniers jours de janvier.
Exulcérations de la rainure apparues seulement vers le 25 février. Ces exulcérations
se transforment en chancres indurés. Adénopathie spécifique. — Accidents consécutifs :
roséole, plaques muqueuses buccales, à plusieurs reprises ; adénopathie mastoïdienne. — 4 semaines.

Obs. 34. Double chancre induré de la rainure.
Adénopathie inguinale spécifique. — Roséole ;
plaques muqueuses amygdaliennes. — 30 à 35 jours.

Obs. 35. Blennorrhagie apparue quelques jours
après le dernier rapport ; plus de 3 semaines après, érosions herpétiformes de la
rainure, qui s'élargissent et s'indurent. Adénopathie spécifique. — Accidents constitutionnels : roséole, plaques muqueuses des
amygdales et de la langue ; adénopathie cervicale et mastoïdienne. — Plus de 3 semaines.

Obs. 36. Dernier rapport du 28 novembre 1863,
première apparition des chancres le 15 décembre. Chancres indurés de la rainure. Adénopathie spécifique. — Roséole ; plaques buccales à plusieurs reprises ; éruption croûteuse
du cuir chevelu. Syphilide crustacée de la
nuque. Récidive de roséole, etc. — 17 jours.

Obs. 37. Chancre parcheminé du fourreau. Adénopathie spécifique. — Roséole. — Deux mois?

Obs. 38. Dernier rapport le 20 novembre. Le 24, blennorrhagie. — Le 26 décembre seulement, début d'un chancre de forme ecthymateuse; induration de ce chancre; développement de deux autres chancres indurés, à quelques jours d'intervalle. Adénopathie inguinale caractéristique. — Roséole; adénopathie cervicale et mastoïdienne; plaques muqueuses (*V.* page 15). — 36 jours.

Obs. 39. Dernier rapport le 9 juillet. — Le 13, blennorrhagie. — Le 15 août seulement, début d'un chancre du prépuce sous forme d'exulcération superficielle; induration de ce chancre. Adénopathie spécifique. — Roséole; angine; plaques muqueuses buccales à plusieurs reprises; récidive de roséole; plaques muqueuses linguales (*V.* page 19). — 37 jours.

Obs. 40. Chancre induré de la verge. Adénopathie spécifique. — Plaques muqueuses de la bouche, des lèvres; *corona veneris;* adénopathie cervicale.— Syphilide tuberculeuse de la joue. — Environ 7 semaines?

Obs. 41. Chancre induré de la rainure. Adénopathie spécifique. — Syphilide papuleuse; plaques confluentes de la gorge. — Syphilide ecthymateuse, etc. — 3 semaines à un mois, au plus.

Obs. 42. Dernier rapport le 12 juin; blennorrhagie. Le 27 août seulement, exulcération superficielle au voisinage du frein; induration consécutive. Adénopathie inguinale à ganglions durs, multiples et indolents .(*V.* page 21). — Plus de 2 mois, 70 jours environ.

Obs. 43. Chancre induré du frein. — Adénopathie inguinale spécifique. — Roséole. — Plus de deux mois?

Obs. 44. Blennorrhagie survenue quelques jours après le dernier rapport. Chancre ap- — 25 jours environ.

paru 20 jours plus tard. Adénopathie spécifique. — Roséole; plaques muqueuses.

Obs. 45. Chancre de la rainure. Adénopathie | 30 jours ?
spécifique. — Roséole.

Obs. 46. Chancres du prépuce à induration | 28 à 30 jours.
parcheminée. Adénopathie spécifique. — Ro-
séole (1).

De ces dix-huit faits, j'en sacrifie volontiers quatre (ceux
que j'ai notés d'un point de doute) aux exigences d'une
critique rigoureuse, soit parce que je n'ai pas assisté au
début des accidents, soit parce que les malades me lais-
sent quelques doutes sur leur sincérité. Cette exclusion
faite, il ne me reste pas moins *quatorze* cas dans lesquels
l'incubation a présenté une durée de : 17 jours ; — 3 semaines ; — plus de 3 semaines ; — 25 jours ; — 25 à 28
jours ; — 4 semaines ; — 3 semaines à un mois ; — 30 à
35 jours ; — 33, 35 et 36 jours ; — 33 à 40 jours ; — et
enfin 2 mois passés (70 jours environ).

Or, par un hasard curieux, les plus authentiques parmi
ces faits, ceux auxquels, pour des raisons diverses, j'ai le
droit d'accorder le plus de créance, sont précisément les
observations 32, 38, 39 et 42, dans lesquelles l'incubation
a atteint sa durée la plus longue, et voici comment.

(1) J'ai observé ce dernier fait avec mon ami le Dr Brouardel, qui a bien voulu me
communiquer aussi l'observation suivante :

« X..... Rapport le 1er juillet 1864. Pas de rapport consécutif. — Apparition, le
7 août, d'une ulcération qui s'élargit et dont la base devient parcheminée. Adénopathie inguinale spécifique. — Cicatrisation du chancre le 30 septembre. — Roséole,
le 25 septembre. Traitement au proto-iodure. — Disparition de la roséole le 7 décembre. — Plaques muqueuses consécutivement. »

Le premier de ces deux faits a été observé sur un lycéen, ne sortant que rarement
du collège, et dans des conditions où les dates ont pu être rigoureusement détermi-
nées. M. le Dr Brouardel m'a garanti l'authenticité absolue de ces deux observations.

Les quatre malades qui figurent dans ces observations
et qui présentent une histoire presque identique, contrac-
tèrent à la fois, dans le même rapport, une blennorrhagie
et un chancre. La blennorrhagie se manifesta la première,
après quelques jours, et amena tout d'abord les patients
chez moi. Je les traitai, les voyant par conséquent à de
fréquents intervalles et constatant à chaque visite l'état
des organes génitaux. Or, après un laps de temps qui
varia de 34 à 70 jours, *et sans rapports ultérieurs*, un
nouvel accident se manifesta sur chacun de ces quatre
sujets; et cet accident, ce fut un chancre, origine d'une
syphilis constitutionnelle. Ce chancre, j'assistai ainsi à ses
débuts; je le vis naître et se développer; j'étais donc en
mesure de déterminer exactement la durée de son incubation.

Une seule objection se présentait, celle d'une *contagion
ultérieure*. Avais-je été trompé par les malades; un rapport *ultérieur* avait-il eu lieu dans le cours de la blennorrhagie? Ce doute fut exprimé bien souvent par moi à
ces quatre jeunes gens, et tous protestèrent énergiquement
contre mes soupçons. Intelligents, soucieux de leur état,
tristement surpris d'un accident nouveau et inattendu au
moment où ils touchaient à la guérison, ils m'affirmèrent
avec l'accent de la vérité qu'ils ne s'étaient exposés à aucun contact suspect depuis le début de leur maladie. Je crois
donc à leur sincérité; pour l'un d'eux même, je me porte-
rais garant de sa bonne foi. — Ces quatre faits, d'ailleurs,
recueillis dans des conditions presque identiques, présen-
tant une similitude singulière de phénomènes, se prêtent
un contrôle réciproque et se légitimeraient au besoin l'un
par l'autre.

Voici, du reste, ces observations que je crois devoir relater en détail, en raison de l'importance doctrinale qui s'y rattache.

Obs. 32. H...., âgé de 23 ans. Tempérament lymphatique. Assez bonne santé habituelle. — Comme antécédents vénériens, une blennorrhagie en mai 1861, traitée irrégulièrement et ayant laissé à sa suite un suintement très-léger, appréciable seulement le matin au réveil.

Derniers rapports datant du 8 et du 11 septembre 1861. — Le 12 au matin, début d'un écoulement jaunâtre. — Le 13, l'écoulement est plus abondant, jaune. Je constate à cette date l'existence d'une blennorrhagie simple, sans ulcération du canal, sans aucun autre accident de la verge. — Tisanes.

Le 18, écoulement jaune, abondant, franchement blennorrhagique. Douleurs légères dans la miction. — Constipation. — Eau de goudron; un verre d'eau de Pullna tous les deux jours.

Le 26, l'écoulement tend à diminuer, bien qu'il soit encore abondant. Les douleurs de miction ont disparu. — Electuaire de cubèbe et de copahu.

Le 30, diminution considérable de l'écoulement. — Intégrité complète des téguments de la verge.

Je revois le malade à plusieurs reprises dans la première quinzaine d'octobre. L'écoulement est tout-à-fait supprimé. La verge est saine.

Le 17, le malade vient me montrer une exulcération de la rainure préputiale, qui s'est manifestée pour la première fois hier ou avant-hier au plus tôt. Cette exulcération est très-petite, de l'étendue de 2 millimètres environ; elle est de plus excessivement superficielle, semblable à une desquamation épithéliale. — Les ganglions inguinaux ne sont pas développés. — Le malade, très-inquiet, affirme de la façon la plus formelle qu'il n'a pas vu de femme depuis le 11 septembre. — Je crois pouvoir le rassurer, et, pour ma part, je considère cette lésion comme une excoriation insignifiante. — Pansement à la charpie sèche.

Le 21, je suis tristement désabusé. L'exulcération s'est étendue et creusée; elle mesure aujourd'hui 4 à 5 millimètres de diamètre.

Elle est encore superficielle, mais elle a évidemment entamé la muqueuse depuis mon dernier examen. De plus, en explorant attentivement la base sur laquelle elle repose, j'y constate une rénitence très-légère, significative néanmoins ; c'est le début, le premier rudiment d'une induration parcheminée. — Les ganglions inguinaux ne sont pas développés. — Même pansement. — Pas de traitement interne.

Le 25, aucun doute ne saurait subsister. Il s'agit bien d'un chancre parcheminé de la rainure. — Même traitement.

Le 28, le chancre s'est cicatrisé d'une façon très-rapide dans le courant de ces derniers jours. Les tissus sur lesquels repose la cicatrice sont nettement indurés. Les ganglions inguinaux correspondants sont développés légèrement, durs et indolents.

3 décembre. Roséole érythémateuse. — Une pilule de proto-iodure d'hydrargyre, de 5 centigrammes.

16 décembre. Le traitement est bien toléré. La roséole pâlit. — 2 pilules.

26. Roséole effacée.

On continue le traitement. — Signalons sommairement comme accidents consécutifs, sans insister sur les détails non relatifs à la question actuelle :

En février, syphilide squammeuse du menton ; ulcérations de la langue ;

En mai, plaques muqueuses des amygdales ;

En juillet, plaques muqueuses de la langue.

Le malade est perdu de vue à dater de cette époque.

L'incubation du chancre fut donc ici de 34 *jours*. — Dans les deux cas suivants elle eut une durée presque identique : 36 jours pour le second, 37 pour le troisième.

Obs. 38. R...., âgé de 18 ans. Constitution lymphatique. — Aucun antécédent vénérien.

Dernier rapport datant du 20 novembre 1863. — Le 24, apparition d'un suintement urétral, qui augmente dans la journée.

Le 25, je constate un écoulement urétral assez abondant, de teinte jaunâtre. Pas de douleurs. — Intégrité complète de la verge. — Traitement : bains tièdes, tisanes.

Les jours suivants, l'écoulement augmente, devient jaune, purulent; douleurs de miction légères; érections nocturnes.— Même traitement; 4 pilules de camphre.

Du 27 novembre au 21 décembre, je revois cinq fois le malade; à chaque visite je constate, à part la blennorrhagie, l'état d'intégrité absolue des organes génitaux.

Le 21 décembre, amélioration notable; l'écoulement a diminué et a changé de teinte; il est d'un jaune plus clair; les douleurs ont disparu. — Traitement : électuaire de copahu et cubèbe.

Le 25, peu de diminution de l'écoulement. — Sirop de goudron.

Le 28, le malade vient me montrer « un bouton » qui s'est produit sur la face externe du prépuce. Ce bouton a débuté avant-hier, 26, par une rougeur à peine appréciable, laquelle s'est accrue et transformée hier en « une petite saillie blanchâtre. » Aujourd'hui, il existe sur la peau du prépuce une *vesico-pustule acnéiforme*, hémisphérique, de la grosseur d'une petite tête d'épingle; cette pustule est d'une teinte blanc-jaunâtre; elle est entourée d'une auréole rouge; en un mot, *son aspect rappelle entièrement la pustule d'acné.*— Rien de notable dans les aines.—Le malade affirme de la façon la plus formelle qu'il n'a pas eu de rapport depuis le 20 novembre. — L'écoulement a diminué d'une façon très-notable; simple humidité de l'urètre. — Même traitement. Charpie sèche sur la pustule de la verge.

Le 4 janvier, la pustule du prépuce s'est élargie; elle mesure aujourd'hui l'étendue d'une lentille. Elle s'est ridée à sa surface, desséchée, et recouverte en partie de productions croûteuses, surtout vers sa partie centrale. En explorant avec grand soin la base sur laquelle elle repose, on constate une très-légère *induration* rappelant à son plus faible degré l'induration parcheminée du chancre infectant. — De plus, au niveau du frein, il s'est produit, depuis la dernière visite, une exulcération superficielle, de 2 à 3 millimètres d'étendue, ovalaire, à grand axe parallèle à la direction du frein. — Rien encore de notable dans les régions inguinales. — Pas de lymphangite dorsale de la verge. — Suppression de la blennorrhagie. — Traitement : diminuer progressivement la dose quotidienne de l'électuaire. — Charpie sèche sur la pustule du prépuce. — Saupoudrer de calomel l'exulcération du frein et la recouvrir ensuite de charpie sèche.

9 janvier. — La pustule du prépuce s'est transformée en une croûte brunâtre, de l'étendue d'une lentille. En soulevant cette croûte, on aperçoit au-dessous une ulcération superficielle, fournissant une sérosité sanieuse et mal liée (chancre ecthymateux). La base de cette ulcération est nettement parcheminée. — L'exulcération du frein s'est élargie, mais en restant superficielle. — Dans les aines, on commence à sentir plusieurs ganglions augmentés de volume, durs et indolents. — Suppression de l'écoulement.

Même traitement. — Je touche légèrement avec le crayon de nitrate d'argent l'exulcération du frein.

15 janvier. — L'écoulement est terminé définitivement. — Le chancre ecthymateux du prépuce est stationnaire. — Celui du frein offre une rénitence légère. — De plus, il s'est encore produit, au niveau de la rainure préputiale, une exulcération légère, datant de 3 jours, et offrant aujourd'hui l'étendue de 2 millimètres environ. La base de cette petite plaie est légèrement indurée. — Traitement : pansement à la charpie sèche.

23 janvier. — La croûte du chancre préputial est tombée, laissant à découvert une exulcération superficielle, qui déjà tend à se cicatriser vers ses bords. — Le chancre du frein est également en voie de cicatrisation. — L'exulcération de la rainure s'est un peu élargie, et sa base est nettement indurée. — Adénopathie inguinale spécifique, mais à ganglions peu développés.

1er février. — Les trois chancres tendent de plus en plus à se cicatriser, mais en revanche leur induration se formule plus nettement de jour en jour. Ainsi, celui du prépuce offre une induration parcheminée type ; celui du frein repose sur un noyau volumineux, d'une dureté cartilagineuse. — Traitement : pansement avec pommade de calomel ; 6 pilules de Blancard.

Dans le courant du mois de février, les chancres se ferment progressivement ; cicatrisation définitive le 23.

Le 27, début de roséole. — Adénopathie cervicale gauche. — On continue simplement l'usage des pilules de Blancard.

2

14 mars. — Roséole erythémateuse, discrète et simplement *rosée*. Même traitement.

31. Persistance de la roséole, avec les mêmes caractères. — Adénopathie bi-mastoïdienne. — Plaques muqueuses du gland, petites et peu nombreuses; plaques muqueuses de l'anus, peu étendues. — Traitement: lotions sur les plaques muqueuses avec liqueur de Labarraque, coupée d'eau; pansement avec poudre de calomel et charpie sèche. — Vin de quinquina. — Une pilule de proto-iodure d'hydrargyre, de 3 centigrammes.

16 avril. La roséole est effacée. — Les plaques muqueuses ont disparu en quelques jours. — Même traitement interne.

6 mai. Plaques légères de la rainure. — Guérison rapide.

En juin, plaques muqueuses de la gorge, peu étendues.

Pas de nouvel accident jusqu'à ce jour (14 janvier 1865).

(La médication a été la suivante : 40 pilules de proto-iodure, de 3 centigrammes, du 31 mars au 8 mai; — 12 grammes d'iodure de potassium, du 28 mai au 7 juin; — 20 nouvelles pilules, du 7 juin au 13 juillet.)

RÉFLEXIONS. — En dehors du point de vue spécial qui nous occupe actuellement, l'observation précédente pourrait prêter à de longs commentaires. Elle présente en effet plusieurs particularités intéressantes, que je signalerai seulement d'une façon sommaire, sans y insister davantage : 1° le début franchement pustuleux du chancre ; 2° l'apparition successive de trois chancres, se développant à plusieurs jours d'intervalle l'un de l'autre ; 3° l'évolution inverse des deux phénomènes ulcération et induration ; 4° enfin, la bénignité remarquable de l'affection, malgré l'intervention très-tardive du traitement spécifique et les faibles doses de mercure administrées, malgré même la constitution faible et lymphatique du malade.

Obs. 39. — H..., âgé de 23 ans. Constitution assez robuste. — Plusieurs blennorrhagies antérieures, sans accidents, la dernière il y a deux ans.

Dernier rapport datant exactement du 9 juillet 1862. Blennorrhagie ayant débuté le 13.

Le 16 juillet, écoulement blennorrhagique abondant, jaune, purulent; douleurs de miction. — Aucun autre accident. — Prescription: Tisane de chiendent et orge; bains quotidiens.

19. — État aigu de l'écoulement : douleurs de miction, érections nocturnes. — Même traitement. Pilules de camphre.

26. Les douleurs ont beaucoup diminué; l'écoulement est moins épais, plus clair. — Verge saine d'ailleurs. — Cesser les bains; même tisane.

2 août. L'écoulement diminue. — Verge saine, sans trace d'aucune ulcération. — Electuaire de copahu et de cubèbe.

10 août. — Suppression de l'écoulement. Verge saine. — Même traitement.

Les jours suivants, l'écoulement se supprime d'une façon définitive.

Le 15 août, seulement, une éraillure, aussi petite et aussi superficielle que possible, se produit à la verge. Elle siége sur la muqueuse du prépuce. — Les jours suivants, cette petite plaie s'étend et prend la largeur d'une pièce de 20 centimes; peu à peu sa base devient rénitente et s'indure; bref, un véritable *chancre parcheminé,* se produit. — Le malade, que je connais depuis longtemps et en qui j'ai toute confiance, affirme, jure même, qu'il n'a pas touché de femme depuis le 9 juillet. Sa bonne foi ne m'est nullement suspecte.

Puis, le diagnostic se confirme par la production d'une adénopathie inguinale à ganglions multiples, durs et indolents.

Le chancre s'indure de plus en plus; il se cicatrise avec lenteur et se ferme seulement le 17 septembre.

Des accidents divers de syphilis se produisent à la suite. Je ne ferai que les mentionner brièvement, pour ne pas accroître outre mesure l'étendue de ce mémoire :

3 octobre. Roséoleé érythémateuse.

20 novembre. Angine. Ulcérations buccales.

4 décembre. Plaques muqueuses amygdaliennes.

En décembre et janvier 1863, nouvelles plaques de la langue et de la gorge. — Des plaques de même nature se reproduisent encore à différentes reprises, en mai et juillet.

Août 1863. Récidive de roséole ; plaques linguales confluentes (1).

Enfin, dans la quatrième observation, l'incubation dépassa de beaucoup les limites précédentes. Il ne s'écoula pas moins de *soixante-dix jours* environ entre le rapport

(1) Rapprochez de ces faits les deux observations suivantes, qui empruntent une grande valeur à la profession même des malades, lesquels ont pu suivre, analyser et très-exactement apprécier toutes les phases du début de l'affection.

L'incubation est de 28 jours pour la première, et de 33 jours pour la seconde.

1° X... élève à l'École vétérinaire d'Alfort. — Aucun antécédent vénérien. — 21 avril, rapport suspect. Coït antérieur remontant à trois mois. — Jusqu'au 19 mai, une *inspection journalière* ne fait rien découvrir aux organes génitaux. — Malaise général, inappétence, langueur, etc. Le 19 mai, apparition sur la muqueuse préputiale et sur la base du gland d'une exulcération indolente, tout-à-fait superficielle. — Le 25 mai rien encore de changé dans l'état de la plaie. — Le 1er juin, chancre induré ; adénopathie inguinale correspondante. — Consécutivement, accidents divers de syphilis constitutionnelle. (*Annales des maladies de la peau et de la syphilis*, t. IV, p. 174.)

2° X..., *médecin*, à la tête d'un service spécial de vénériens. — Aucun antécédent vénérien. « Le 25 juillet 1841, n'ayant pas alors exercé le coït depuis plus d'un mois, j'eus des rapports sexuels avec une femme que j'avais tout lieu de croire infectée de syphilis. J'attendis avec anxiété pendant 4 ou 5 jours le résultat de mon imprudence, mais rien ne se manifesta, et je fus entièrement rassuré. Cependant je m'abstins encore par prudence de voir ma maîtresse habituelle, qui était parfaitement saine, et à laquelle je voulais éviter toute chance de contagion ; ce ne fut qu'au bout de 15 jours que je crus pouvoir me permettre de reprendre mes relations avec elle, et encore je ne les prolongeai pas au delà d'un jour. Depuis cette époque, elle a toujours continué d'être *saine* comme auparavant, et je ne l'affirme qu'après examen complet de toutes les parties... Le 27 août, au matin, démangeaisons à la base du gland ; l'examen permet d'y constater deux taches rouges, de près d'un centimètre de diamètre, peu ou point saillantes, *non ulcérées*. — Le 28, le même état persiste. — Le 29, au matin, l'*épithélium est détruit* sur les deux taches qui sont très-légèrement saillantes au-dessus de la muqueuse et ont pris une teinte grisâtre. — Les jours suivants, la surface des ulcérations devient franchement grisâtre, élevée (type d'*ulcus elevatum*) ; leur base offre une légère induration, etc... » — Cicatrisation le trente-deuxième jour. — Consécutivement, accidents multiples de syphilis constitutionnelle. *Annales des maladies de la peau et de la syphilis*, t. I, p. 212.)

infectant et l'apparition première du chancre. Ce fait est tellement insolite, il semblera tellement extraordinaire, que j'ai besoin, je le sens, de l'entourer de toutes ses preuves. Le voici donc en détail, avec l'observation correspondante de la femme de qui dérivait la contagion.

Obs. 42. C..., âgé de 23 ans. Constitution robuste. — Aucun antécédent vénérien.

C... eut plusieurs rapports avec la fille B..., dans la première quinzaine de juin 1864 ; le dernier date exactement du 12 de ce mois. Ce jour là, le malade s'aperçut d'un écoulement urétral léger, qui s'accrut les jours suivants et devint une véritable blennorrhagie.

Le 18, je constate : écoulement blennorrhagique intense, à pus phlegmoneux ; douleurs de miction ; rougeurs du gland. — Rien de notable dans les aines. — Aucune ulcération, aucune excoriation sur la verge. — Traitement : orgeat, bains quotidiens.

Ce traitement n'est pas suivi. Le malade, dans l'espoir de se débarrasser immédiatement de sa blennorrhagie, prend des capsules et fait des injections dites de Ricord, que lui délivre un pharmacien. L'écoulement diminue momentanément, pour reprendre ensuite. — Nouveau traitement avec un opiat qui produit de même une amélioration temporaire ; puis rechute. — Du reste, aucun autre accident ne se manifeste pendant le cours de cette médication (juin et première quinzaine de juillet). — Très-inquiet de sa maladie, C... s'examinait la verge chaque jour à plusieurs reprises, et il affirme qu'aucune plaie, qu'aucune rougeur même ne s'y est manifestée pendant le temps où il cessa ses visites près de moi.

Le 20 juillet, il revient me trouver. La blennorrhagie a repris ; du reste, elle n'a jamais cessé complétement. L'écoulement est assez abondant, de teinte jaune, et s'accompagne encore de quelques douleurs en urinant. Il s'est notablement accru depuis quelques jours, c'est-à-dire depuis que le malade a cessé l'usage de l'opiat. — Verge d'ailleurs très-saine. Aucune exulcération. — Rien de notable dans les aines. — Aucun rapport nouveau n'a eu lieu depuis le 12 juin. — Prescription : boisson au bi-carbonate de soude ; un bain tous les deux jours.

25 juillet. — Meilleur état. L'écoulement est moins jaune et les douleurs diminuent. — Même prescription.

30. L'écoulement a un peu diminué, mais il conserve encore une teinte assez foncée. — Cesser les bains, même boisson.

4 août. L'écoulement a très-sensiblement diminué; il est devenu épais et il est moins foncé. Aucune douleur. — Verge toujours saine. — Électuaire de cubèbe et de copahu.

8. L'écoulement est presque tari. Simple humidité du canal. — Même prescription.

11. Suppression de l'écoulement. Humidité louche du canal. — Prescription: diminuer progressivement les doses de l'électuaire; trois injections par jour.

19. Bon état. — Cesser l'électuaire; deux injections par jour pendant quatre jours; puis une chaque soir pendant la semaine suivante.

30. Le malade revient me trouver, fort surpris, dit-il, d'avoir vu apparaître depuis quatre jours (exactement) un bouton à la verge, bien qu'il n'ait eu aucun rapport depuis le 12 juin. Il affirme que cette petite plaie date au plus de quatre jours, car tous les jours il se visitait la verge à plusieurs reprises, avec attention, et le 27, *seulement,* il remarqua une exulcération légère, à peine appréciable au niveau du frein. Cette plaie, « d'abord petite comme la tête d'une épingle, » s'est élargie depuis quelques jours. Aucun traitement n'a été fait. — Je constate alors, au niveau du frein et à droite, l'existence d'une ulcération superficielle, de l'étendue d'une lentille, reposant sur une base légèrement rénitente. Dans l'aine droite, existe un ganglion encore peu développé, dur et indolent; dans l'aine gauche, deux petites glandes indolentes. — Je diagnostique un chancre induré et j'exprime mon opinion au malade, lui disant que ce chancre est le résultat d'une contagion nouvelle. C... proteste énergiquement contre ce soupçon, dans des termes qui ébranlent ma conviction; j'insiste; C... jure qu'il n'a pas touché de femme depuis le 12 juin. Il ne peut croire, dit-il, à la nouvelle maladie que je lui annonce; il me prie instamment, pour éclairer mon opinion, d'obtenir à Lourcine des renseignements sur la santé de son ancienne maîtresse, « la seule dont il puisse tenir le mal actuel. » Il affirme de plus n'avoir pas revu cette fille depuis l'époque où elle est entrée à l'hôpital. — Prescription: pansement à la charpie sèche.

3 septembre. Le doute n'est plus permis aujourd'hui. Il existe

bien au niveau du frein un *chancre induré;* l'ulcération est assez superficielle; l'induration est très-nette, bien qu'elle ne présente pas ce noyau volumineux et rénitent que l'on rencontre parfois sur les chancres de cette région. — Dans l'aine droite, un ganglion dur et indolent. Dans l'aine gauche, plusieurs glandes dures et assez volumineuses (adénopathie spécifique.)

6 septembre. Chancre induré type du frein, avec adénopathie aussi bien caractérisée que possible.

(Je n'ai pas revu le malade depuis cette époque.)

D'autre part, la malade de qui C... tenait la contagion et que je retrouvai sur les indications qu'il me fournit, était observée à Lourcine par M. Verneuil, chirurgien de cet hôpital. Voici ce que l'on constatait sur elle :

B..., entrée à Lourcine le 23 juin 1864.

Premiers rapports en février 1864. Venue à Paris, elle y vit de prostitution clandestine en avril et mai. — Vers la fin de mai, elle s'aperçoit « d'une enflure aux parties. » Malgré cela, elle accepte les avances d'un jeune homme C... (malade de l'observation précédente), et vit avec lui toute la première quinzaine de juin environ. Quelques jours après, ce jeune homme, dit-elle, se sent malade et la quitte. Huit jours plus tard, elle entre à l'hôpital de Lourcine, le 23 juin 1864.

Le 24. M. Verneuil l'examine et fait inscrire sur sa pancarte le diagnostic suivant: « *Erosions chancreuses infectantes,* symétriques, de la face interne des petites lèvres. Adénopathie inguinale double, multiple, indurée, indolente. » On prescrit: chaque jour, une pilule de proto-ioduré de mercure de cinq centigrammes; quatre pilules de Vallet.

Les érosions chancreuses se cicatrisent. Aucun autre phénomène ne se manifeste. — Sortie de l'hôpital le 27 juillet. On recommande à la malade de continuer au dehors le traitement mercuriel.

Cette fille se place alors comme domestique. Elle continue très-exactement la médication qui lui a été prescrite. Néanmoins, vers le 15 août, de nouveaux accidents se produisent et la forcent de rentrer à Lourcine le 15 septembre.

Depuis sa sortie (27 juillet) jusqu'à sa rentrée à l'hôpital (15 septembre), cette fille dit n'avoir eu aucun rapport.

Le 16 septembre, on constate : ulcération secondaire de la face interne des petites lèvres ; — adénopathie inguinale double, indurée, indolente ; — adénopathie cervicale ; — angine intense ; — raucité de la voix ; phénomènes de laryngite. — Leucorrhée. (Observation communiquée par M. Perruchot, interne de Lourcine.)

Cette observation, comme on a pu s'en convaincre, témoigne à la fois et de l'identité des accidents constatés de part et d'autre et d'une concordance très-significative, au point de vue des *témoignages* et des *dates*, entre les assertions des deux malades. Si donc, comme j'ai tout lieu de le croire, ces assertions sont véridiques, il se serait écoulé entre l'époque de la contagion et l'apparition première du chancre chez le jeune C... un intervalle de 75 jours environ. Que l'on défalque de ce chiffre, je l'accorde, un certain nombre de jours pendant lesquels, à la rigueur et malgré les examens quotidiens du malade, la lésion initiale a pu passer inaperçue, toujours est-il que l'incubation atteint ici *pour le moins* la durée énorme de *deux mois* (1).

L'ensemble des faits qui précédent me semble légitimer les conclusions suivantes :

(1) Comparez à ce fait une observation citée par M. Alph. Guérin, dans laquelle « selon toutes les probabilités, » l'incubation fut de *soixante-et-onze jours*. (*Maladies des organes génitaux externes de la femme*. Paris, 1864.)

« ....La plus longue incubation que j'aie eu l'occasion d'observer est de trente-trois jours ; mais je connais des médecins instruits qui m'ont assuré en avoir constaté de beaucoup plus longues, de *soixante jours*, par exemple. (H. de Castelnau, *Annales des maladies de la peau et de la syphilis*. 1844, t. I, p. 213).

1° L'incubation de la syphilis dépasse souvent les limites dans lesquelles on est accoutumé à la restreindre ;

2° Le plus habituellement elle se prolonge au delà de 3 semaines ;

3° Il n'est pas rare qu'elle atteigne une durée de 4 à 5 semaines ;

4° Parfois, elle dépasse cette durée pour atteindre celle de 6 semaines ;

5° Enfin, elle peut se prolonger même au delà ; dans un cas elle a dépassé le chiffre extrême de 2 mois (1).

(1) Cette question de l'incubation a beaucoup préoccupé les médecins de notre époque. — Comparez :

H. de Castelnau. *Annales des maladies de la peau et de la syphilis.* 1844, t. I, p. 212.

M. Chausit. *Incubation et prodrômes généraux de la syphilis.* (*Ibidem*, t. IV.)

Clerc. *Du chancroïde syphilitique.* — *Moniteur des hôpitaux*, 1854.

M. Roux. *Quelques considérations sur la syphilis.* Thèses de Paris, 1857.

Laroyenne. *Études expérimentales sur le chancre.* (*Annuaire de la syphilis*, par Diday et Rollet. 1858.)

Guyenot. *De l'inoculabilité de la syphilis constitutionnelle.* Thèses de Paris, 1859.

Rollet. *Études cliniques sur le chancre produit par la contagion de la syphilis secondaire. Archives générales de médecine*, 1859. — *Gazette médicale de Lyon*, 1859.

Bulletins de la Société impériale de Médecine de Lyon, 1860.

De Bæresprung, *Mittheilungen aus der Abtheilung und Klinik für syphilitische kranke.* Berlin, 1860.

Viennois. *Recherches sur le chancre primitif et les accidents consécutifs produits par la contagion de la syphilis secondaire.* Thèses de Paris, 1860.

Melchior Robert. *Nouveau traité des maladies vénériennes.* Paris, 1861.

Follin. *Traité élémentaire de pathologie externe*, t. I. Paris, 1861.

Rollet. *Recherches sur la syphilis.* Paris, 1861.

L. Nodet. *Études cliniques et expérimentales sur les diverses espèces de chancres et particulièrement sur le chancre mixte.* Montpellier, 1863.

A. Martin. *De l'accident primitif de la syphilis constitutionnelle.* Paris, 1863.

Diday. *Histoire naturelle de la syphilis.* Paris, 1863. — *Gazette médicale de Lyon*, 1859.

Alph. Guérin. *Maladies des organes génitaux externes de la femme.* Paris, 1864.

Belhomme et A. Martin. *Traité de pathologie syphilitique et vénérienne.* Paris, 1864.

Davasse. *La syphilis ; ses formes, son unité.* Paris, 1865.

Ces conclusions certes, au premier abord, semblent en désaccord flagrant avec les données de l'observation journalière. Nous sommes habitués, en effet, à entendre les malades accuser devant nous des incubations d'une durée bien inférieure à celles que je viens de signaler précédemment. Mais, qu'on y prenne garde, il y a ici un écueil à éviter. Règle presque générale, les malades ne font guère remonter l'origine de leur mal au delà du dernier rapport ; pour eux, presque toujours le *dernier* coït est celui d'où est né le chancre, et la *dernière* femme est la seule incriminée. De là, comme conséquence nécessaire, une évaluation chronologique de l'incubation tendant à rapprocher le début du mal de l'époque arbitrairement choisie pour son origine. Or, l'expérience et les confrontations donnent parfois un démenti formel à ces témoignages. Souvent, très-souvent même, je puis l'affirmer, la contagion n'a pas été puisée au *dernier* rapport ni contractée près de la *dernière* femme ; elle remonte plus haut ; elle a une origine plus éloignée, et l'incubation vraie est très-différente de l'incubation hypothétique alléguée par les malades.

Peut-être aussi semblera-t-il à quelques médecins que ces incubations à longue échéance sont condamnées par les résultats des inoculations. Longtemps, en effet, nous avons été habitués à considérer le chancre, — le chancre en général, — comme succédant de près et même immédiatement à l'insertion virulente. L'enseignement de mon illustre maître a contribué surtout à propager et à vulgariser cette

doctrine. « L'expérimentation, écrivait-il dans ses addi-
« tions à Hunter (1), ne permet pas d'admettre l'incuba-
« tion des accidents primitifs de la vérole. Il n'y a pas,
« ainsi qu'on l'a professé, un temps qui s'écoule entre
« l'application de la cause et ses premiers effets. Du mo-
« ment que le virus est déposé dans les tissus et dans les
« conditions nécessaires à la contagion, l'action commence
« et arrive à la production des phénomènes par une évo-
« lution plus ou moins rapide. En un mot, ainsi qu'on peut
« s'en assurer par l'inoculation artificielle du chancre, il
« n'y a pas plus d'incubation après l'insertion du pus viru-
« lent sous l'épiderme qu'à la suite d'une épine plantée
« dans les chairs, et le chancre se forme, dans le premier
« cas, par une action graduelle, comme l'abcès se produit
« dans le second, après le temps voulu pour la suppura-
« tion... » — Or, ai-je besoin de l'ajouter, le temps et l'expérience ont modifié cette doctrine, en confirmant ce qu'elle
contenait de vrai, en rectifiant la part d'erreur qu'une
généralisation trop étendue y avait introduite. Oui, il est un
chancre qui, comme l'a si bien vu M. Ricord, répond immédiatement à l'inoculation et dont le développement
commence avec l'insertion même du pus virulent; ce
chancre, c'est le *chancre simple*, celui qui s'inocule et se
réinocule si facilement au sujet contaminé, celui qui a
servi aux célèbres expérimentations de mon maître. Mais,
bien différent de ce premier type, bien que longtemps confondu avec lui, le chancre *syphilitique* procède tout au-
trement : d'une part, en effet, il ne s'inocule pas sur le
sujet qui le porte, et ne peut donc être reproduit à volonté,
comme on le croyait autrefois; d'autre part, alors qu'on le

____

(1) *Traité de la syphilis*, par J. Hunter. — *De la gonorrhée*, ch. 1, § 1.

transporte par la lancette sur un sujet sain, on le voit *incuber* d'une façon réelle et souvent très-prolongée.

Au surplus, la singularité apparente des incubations prolongées dont je viens de faire mention précédemment, s'atténue et s'efface par un simple coup d'œil jeté, en dehors de la syphilis, sur la pathologie des affections contagieuses ou infectieuses. Ici, que de types à citer où l'incubation atteint une durée excessive ! C'est le typhus, qui met plus de cinquante jours à éclater, comme dans les cas si remarquables cités par M. Godelier (1) ; c'est la peste qui, d'après Diemerbroëk (2), peut n'apparaître qu'après plusieurs mois ; c'est la rage qui paraît « pouvoir incuber jusqu'à « sept mois chez le chien et quatorze mois et demi chez le cheval (3) » ; c'est la fièvre intermittente qui fait son apparition chez des sujets éloignés depuis longtemps du foyer d'infection où ils en ont puisé le germe ; c'est même la vaccine, d'allure habituellement si régulière et d'évolution si précoce, qui peut retarder son développement jusqu'au quinzième, vingtième et même trentième jour (4), etc.

Et d'ailleurs, sans invoquer le secours de l'analogie, ne possédons-nous pas des documents multiples et des expériences très-probantes pour démontrer la réalité de ces incubations syphilitiques à longue échéance ? Les exemples abondent, comme on va s'en convaincre.

Je ne parlerai pas des opinions émises par les anciens

---

(1) *Mémoires de l'Académie de médecine*, 1856.

(2) *De peste*, lib. I, cap. x.

(3) Boudin, *De la rage, considérée au point de vue de l'hygiène publique et de la police sanitaire.* Académie de Médecine, 1861.

(4) Bousquet, *Traité de la vaccine.*

sur ce sujet. Au point de vue seulement de l'intérêt historique, je rappellerai que pour Fracastor la syphilis peut ne développer ses manifestations qu'au bout d'un, de deux et même de quatre mois (1). Arrivant d'emblée à Hunter, je trouve que ce grand maître croyait à la possibilité d'incubations prolongées, dont il cite lui-même deux observations :

« .... En somme, dit-il, le chancre apparaît plus tard que la gonorrhée.... J'ai vu des cas où des chancres se sont manifestés vingt-quatre heures après l'application du virus, et d'autres où ils ne se sont montrés qu'*au bout de sept semaines*. Un cas remarquable de cette espèce est celui d'un homme qui n'avait pas eu commerce avec une femme depuis *sept semaines,* lorsqu'il fut atteint d'un chancre. Ce qui prouva que c'était bien un chancre vénérien, c'est qu'il eut consécutivement une syphilis constitutionnelle, et qu'il fut obligé d'avoir recours à un traitement mercuriel.

Un officier fut atteint d'un chancre qui apparut *deux mois* après toute relation sexuelle. Après les derniers rapports qu'il eut avec une femme, il fit une marche de plus de cent milles, après laquelle apparut ce chancre, qui ne céda qu'à l'emploi du mercure (2). »

Les auteurs du commencement de ce siècle admettent pour la plupart que l'incubation de la syphilis peut se prolonger jusqu'à trois, quatre, cinq et même six semaines. Mais leurs assertions sont en général assez vagues et dénuées de faits à l'appui.

Il faut arriver aux travaux contemporains pour trouver, sur le sujet qui nous occupe actuellement, des observations bien étudiées et réellement démonstratives. Ce sont surtout les expériences entreprises sur la contagiosité des différents

(1) *De morbis contagiosis*.
(2) *Du chancre,* chap. i.

accidents de la syphilis ou sur la syphilisation curative, qui nous fournissent les exemples les plus authentiques d'incubations prolongées.

Ainsi :

I. — Pour le chancre, je rencontre l'observation suivante qu'il me suffira de citer seule, tant elle me paraît probante en raison de la simplicité même du fait et surtout en raison de la grande et légitime autorité du médecin auquel je l'emprunte, M. Cullerier.

« Ad... François, 27 ans, journalier, entré à l'hôpital du Midi le 25 novembre 1861.

Ce malade, d'un tempérament lymphatico-scrofuleux, porte depuis près d'une année une carie de la clavicule gauche. Il a eu successivement plusieurs abcès à marche lente. A son entrée, on constate un empâtement considérable de l'os et de l'articulation sterno-claviculaire ; il existe une fistule qui donne lieu à la sortie d'un liquide séro-purulent. Le malade est mis à l'usage de l'iodure de potassium, et on badigeonne la partie malade avec la teinture d'iode.

Le 29 janvier 1862, on inocule au malade sur la ligne blanche, près de l'ombilic, du pus d'un chancre induré, datant déjà de six semaines, chancre qui a été suivi de tous les symptômes d'une syphilis normale.

Le 19 février, comme il n'y a rien d'apparent au point inoculé, on considère l'inoculation comme négative, et avec le pus d'un chancre induré datant de 20 jours, on fait une piqûre un peu au-dessous du lieu de la première inoculation.

Depuis l'époque de la première inoculation, on avait suspendu le traitement par l'iodure de potassium.

Le 8 mars, c'est-à-dire *trente-neuf jours* après la première inoculation, et dix-sept jours après la seconde, on aperçoit sur les deux points inoculés deux papules reposant sur une base indurée, dont la première ne s'excorie qu'au bout de quelques jours, et dont la seconde offrait au sommet un point purulent.

Toutes deux ont pris l'aspect et ont suivi la marche de deux chancres infectants, celui de la seconde inoculation beaucoup plus large et plus étendu que celui de la première.

Le 10 avril, il y a eu une roséole générale.

Le malade, revu en mars 1863 par M. Puche, ne présente aucun symptôme syphilitique, et il est guéri de la carie de la clavicule (1). »

Dans ce fait, donc, un intervalle de *trente-neuf jours* sépare l'inoculation de l'époque où le chancre se manifesta (2).

(1) Communiquée par M. Cullerier à M. Langlebert. — *Traité des maladies vénériennes*, par E. Langlebert. Paris, 1864.

(2) Voici d'autres chiffres empruntés à divers observateurs :

INOCULATION DU PUS DE CHANCRE INDURÉ SUR DES SUJETS SAINS, PAR :	DURÉE DE L'INCUBATION :
MM. Rollet...............................	dix-huit jours.
De Bœresprung.........................	vingt-huit jours.
Lindwurm	vingt-trois jours.

D'autres observateurs, en revanche, sont très-opposés à l'incubation du chancre syphilitique et la rejettent complétement. Pour eux, l'inoculation serait suivie, comme pour le chancre simple, de phénomènes immédiats. Melchior Robert, par exemple, de si regrettable mémoire, est aussi absolu que possible sur ce point : « Lorsque, dit-il, « on insère sur un individu sain le virus du chancre infectant, l'inoculation suit une « marche identique à celle que l'on observe dans les inoculations du virus du chancre « mou. Dans aucun cas nous n'avons noté le phénomène de l'incubation indiqué par « les auteurs; toujours, papule dès le premier ou le deuxième jour, pustule au troisième « ou quatrième, et après, ulcération ; tout s'est passé dans nos expériences comme « pour le chancre simple, et lorsque, par comparaison, nous avons inoculé chez le « même individu le pus de chancre simple et le pus de chancre infectant, nous n'a- « vons noté *aucune différence appréciable dans le début des deux accidents.* » (*Nouveau Traité des maladies vénériennes.* Paris, 1861).

Comment interpréter ces résultats, si différents de ceux d'autres observateurs : d'un côté, incubation constante, longue en général et parfois très-longue; d'un autre, absence d'incubation et manifestation immédiate du chancre après l'insertion du virus? L'évolution pathologique est-elle susceptible de tels écarts, ou, pour mieux dire, de telles oppositions? Cela ne me paraît guère admissible. J'aime mieux croire à une erreur d'observation commise de part ou d'autre. Cette opinion me semble préférable, au moins dans l'état actuel de nos connaissances, à l'hypothèse conciliatrice d'après laquelle une même maladie pourrait affecter deux modes d'évolution aussi opposés. Le

. II. — Les inoculations d'accidents secondaires nous mon-
trent de même un laps de temps plus ou moins considérable
entre le moment de l'insertion virulente et l'apparition des
premiers phénomènes morbides. Ainsi :

1° Dans les deux expériences si souvent citées de Wallace, l'incubation, sans être très-exactement déterminée, paraît avoir dépassé *vingt-cinq jours*.

Deux autres expériences du même observateur donnent à l'incubation une durée d'environ *vingt-huit jours* (1).

2° (Rinecker). Inoculation pratiquée le 5 janvier sur le Dr W. R.
avec le pus de pustules d'acné syphilitique. Apparition des premiers
phénomènes seulement le 2 février. Syphilis consécutive. — Incubation de *vingt-huit jours*.

Pour Rinecker, les lésions résultant de l'inoculation des symptômes secondaires n'apparaissent jamais avant la fin de la deuxième
semaine ; en général, elles n'ont lieu qu'*après la quatrième semaine;* la longueur de l'incubation est un fait caractéristique.

3° Dans les dix inoculations de l'Anonyme du Palatinat, faites
avec le sang de sujets syphilitiques ou avec le pus d'accidents
constitutionnels, la durée de l'incubation varia entre *quinze* et
quarante-deux jours.

4° (Guyenot). Inoculation faite sur un jeune enfant avec le pus
de plaques muqueuses anales, le 7 janvier 1859. « A partir de ce
« moment l'enfant, observé tous les jours, ne présente absolument
« rien jusqu'au 4 février. — Le 4 février apparaît une papule très-
« petite, sans élévation à la peau, d'une couleur rougeâtre. — Le
« 5, trois pustules, grosses chacune comme une tête d'épingle, s'é-

---

chancre syphilitique *a* ou *n'a pas* d'incubation ; il n'est guère probable qu'il affecte
une double allure, immédiat chez tel sujet et incubant chez tel autre. — Il y a donc,
ce me semble, erreur dans un camp ou dans l'autre, et il faut en appeler à de nouvelles recherches pour juger en dernier ressort ce point délicat de syphiliographie.

(1) *Annales des maladies de la peau et de la syphilis*, T. IV.

« lèvent à l'endroit des trois piqûres. — Le 7, les pustules se rom-
« pent et forment trois ulcères, etc. » — Syphilis consécutive. —
Incubation: *vingt-huit jours* (1).

5° (Auzias-Turenne). Deux inoculations « pratiquées sur des
« surfaces excoriées à l'aide de vésicatoires à l'ammoniaque, au
« moyen d'applications de charpie imbibée de matières puriformes
« recueillies sur des papules muqueuses de l'anus. » Accidents
locaux suivis d'infection constitutionnelle. — Incubation : *dix-huit
jours* dans le premier cas et *vingt-cinq* dans le second.

6° (De Bœresprung). Inoculation avec pus de plaques muqueuses
ulcérées, pratiquée le 20 mai 1859 sur Bertha B... — Les piqûres
disparaissent jusqu'au 17 juin; quelques jours après, trois tubercules durs et rouges occupent la place des piqûres. Le 21, les tubercules sont ramollis, recouverts d'une croûte sous laquelle sont des
ulcérations. Ces dernières augmentent d'étendue; leur base devient
dure, cartilagineuse; les ganglions sont nettement tuméfiés et
durs, etc. — Incubation : *plus de vingt-neuf jours.*

7° Le Dr Galligo, de Florence, s'inocule le pus de plaques muqueuses labiales; 16 jours s'écoulent sans que rien ne paraisse; au
17e jour et aux suivants, il se développe deux pustules qui pren-
nent le caractère de chancres indurés. — Incubation : *dix-sept
jours.*

III. — Il paraît en être de même pour l'inoculation du
sang, si l'on accepte les résultats des deux faits suivants :

1° Le 27 juillet 1850, Waller, de Prague, inocule par scarifica-
tions le sang d'une femme syphilitique à un jeune garçon, âgé
de 15 ans. Aucune inflammation ne se déclare, et au bout de
trois jours les plaies sont complétement fermées. — Le 31 août
seulement, c'est-à-dire trente-quatre jours après l'inoculation, on
remarque deux tubercules distincts, ayant la largeur d'un pois,
d'une teinte rouge pâle, etc... Ces tubercules s'indurent et s'ulcè-

(1) Guyenot, *De l'inoculabilité de la Syphilis constitutionnelle*, Thèses de Paris,
1859.

rent; — Accidents consécutifs d'infection contitutionnelle. — Incubation : *trente-quatre jours*.

2º Le 6 février 1862, le sang d'une femme syphilitique, extrait de la veine par une saignée, est inoculé au Dʳ Bargioni par le Dʳ P. Pellizzari (de Florence). La trace de l'inoculation disparaît en trois ou quatre jours, et rien ne se manifeste pendant un certain temps. Le 3 mars, seulement, une petite papule rouge et arrondie apparaît sur le siége de l'inoculation. Cette papule augmente d'étendue les jours suivants et devient squammeuse ; puis elle s'ulcère et s'indure. Adénopathie axillaire à ganglions durs et indolents. — Accidents consécutifs d'infection constitutionnelle. — Incubation : *vingt-cinq jours* (1).

Il serait superflu de multiplier ces preuves. Comme on le voit, les enseignements de l'inoculation expérimentale concordent avec les données de la clinique ; ils les confirment entièrement et ne sauraient laisser de doute sur la réalité des incubations à longue échéance qui font l'objet de cette étude.

Incidemment, et comme conséquence de ce qui précède, je placerai ici une courte remarque. Ces incubations prolongées nous donnent le secret de certains faits mystérieux. Il n'est guère de médecin auquel il ne soit arrivé de visiter une femme accusée d'avoir transmis la syphilis, et de ne rencontrer sur elle, après l'examen le plus minutieux, aucune trace, aucun témoignage d'affection vénérienne, actuelle ou passée. Pour ma part, ce n'est pas sans éton-

---

(1) Comparez aussi le cas de Lindwurm, où l'incubation paraît avoir duré *quatre semaines*.

nement qu'à plusieurs reprises, appelé à examiner des femmes qui, suivant toute probabilité rationnelle, devaient se trouver syphilitiques, je ne constatai sur elles absolument rien de suspect, et cela même après plusieurs visites répé-tées à intervalles plus ou moins éloignés. A supposer que, dans ces cas, l'on ne soit pas abusé par les témoignages des malades, quelle interprétation donner à de semblables faits? De deux choses l'une : ou bien, pendant la longue incuba-tion du chancre, l'accident originel a eu le temps de se cica-triser et de s'effacer chez la femme ; — ou bien la femme avec laquelle les derniers rapports ont eu lieu n'est pas la coupable, et il faut remonter plus haut pour trouver l'origine réelle de la contagion. A l'appui de cette double assertion, qu'il me soit permis de citer deux exemples.

Il y a quelque temps, un de mes malades, affecté d'un chancre induré, m'apportait un certificat signé d'un nom illustre en syphiliographie, constatant que la femme X...,— la seule avec laquelle mon client avait eu des rap-ports depuis plusieurs mois, — ne présentait actuellement « aucune trace d'affection vénérienne. » Or, par un hasard curieux, il se trouvait que cette même femme avait été traitée par moi-même, six semaines auparavant, d'acci-dents syphilitiques non douteux. Ces accidents, qui avaient dû servir d'origine à la syphilis de mon malade, s'étaient cicatrisés, s'étaient même effacés d'une façon complète à l'époque où cette femme alla demander à un autre méde-cin le certificat qu'elle s'était bien gardée de venir récla-mer de moi.

D'autre part, et comme exemple de la seconde hypo-thèse : un jeune homme contracte un chancre infectant, alors que depuis dix-sept jours il vivait avec la fille M... ; il m'amène cette fille que j'examine à plusieurs reprises,

que je trouve toujours parfaitement saine, et que je finis
par exonérer de tout soupçon. Or, 35 jours avant le début
de son mal, ce jeune homme avait eu un seul rapport avec
une actrice ; je lui demande à visiter cette femme, et, examen fait, je rencontre sur elle des accidents multiples de
syphilis : plaques muqueuses vulvaires, plaques muqueuses
labiales, alopécie, croûtes du cuir chevelu, restes de roséole, etc... Les plaques vulvaires, notamment, remontaient
à plus de deux mois, et, suivant toute probabilité, c'était
là que mon client avait contracté son chancre, lequel ne
s'était développé qu'après cinq semaines d'incubation.

Après avoir étudié les incubations à longue échéance,
il resterait, pour compléter ce travail, à reprendre la
question en sens opposé et à rechercher quel est le terme
le plus court après lequel la syphilis peut faire sa première
manifestation. Or, c'est là, sans aucun doute, un problème
bien plus difficile et plus délicat que le précédent. Ici, en
effet, il ne suffit plus, comme dans le premier cas, d'apprécier seulement l'espace de temps écoulé entre le dernier rapport et l'apparition de l'accident initial ; il faut de
plus établir que la contagion n'est pas le résultat d'un
autre rapport *antérieur*, lequel, en raison de la longue
durée dont est susceptible l'incubation syphilitique, peut
être plus ou moins éloigné. On le conçoit sans peine, les
observations propres à élucider une semblable question
sont d'une prodigieuse rareté. Aussi dois-je renoncer actuellement à formuler une opinion à ce sujet. Ce n'est pas
que je n'aie observé un certain nombre de cas où l'incubation *paraît* s'être notablement abrégée pour descendre aux
chiffres de 10, 9, 7, 6, 5 jours. Mais ces faits ne sont pas

encore en assez grand nombre et ils ne présentent pas tous
un degré suffisant d'authenticité pour m'autoriser à établir
sur un point aussi délicat des conclusions formelles.

Quoi qu'il en soit, il est certain, et cela ressort des observations précédentes, que l'incubation de la syphilis
affecte une *durée variable* et oscille entre des termes extrêmes assez distants. C'est là un fait intéressant à établir
et qui me paraît digne de quelques considérations.

Et d'abord, est-ce là un fait isolé dans l'histoire des maladies virulentes ? La syphilis, à ce point de vue, consti-
tue-t-elle une exception aux lois communes qui régissent
ces affections ? Nullement. Bien au contraire, cette va-
riabilité de l'incubation s'observe à un égal degré, si ce
n'est plus, dans la plupart des types de ce groupe noso-
logique. Nous voyons, par exemple, l'incubation osciller,
pour la scarlatine, de quelques jours à trois semaines et
même au-delà ; — pour le typhus, de quelques jours jusqu'à
cinquante (Godelier) ; — pour la rage, de quelques jours à
plusieurs mois. — « D'après le Dr Marsh (1), la variole ino-
« culée mettrait de 4 à 18 jours et la variole non inoculée de
« 6 à 21 jours pour se manifester... L'opération de la vac-
« cine, pratiquée le même jour, sur des enfants à peu près
« du même âge, dans une même localité, dans des con-
« ditions atmosphériques identiques, présente parfois une
« grande diversité relativement au temps que met la
« vaccine à se développer. Nous pourrions, dit Bous-
« quet (2), citer nombre d'exemples où le bouton n'a com-
« mencé à poindre que le 7e, le 8e, le 10e, le 15e, le 20e,

(1) *Dublin Hospit. reports*, 1827.

(2) *Traité de la vaccine.* 1848, p. 176.

« le 30° jour, et l'on a parlé même de vaccines encore
« plus tardives (1). » Et ainsi d'autres exemples que nous
pourrions multiplier ici. « C'est qu'en effet, comme le dit
« M. Empis dans un remarquable travail sur ce sujet,
« sans que nous en puissions pénétrer la raison, les in-
« dividus ont une aptitude diverse à être atteints par les
« maladies; et que la diversité de cette aptitude se traduit,
« non-seulement par la gravité plus ou moins grande de la
« maladie et les formes qu'elle affecte, mais encore par
« le temps qu'elle exige pour son développement, ou,
« en d'autres termes, pour la durée de son incubation. »

Quant aux causes qui influent sur cette durée et la mo-
difient en plus ou en moins, elles sont évidemment multiples et diverses. Les unes tiennent à la nature même du
virus, à son essence, à ses qualités, à son âge, etc.;
d'autres sont relatives et propres à l'individu (sexe, âge,
tempérament du malade, aptitudes morbides, idiosyncra-
sies) ; d'autres enfin lui sont extérieures : causes cosmi-
ques, climats, saisons, température, etc. Mais ici que
d'hypothèses, que d'inconnues !

Dans l'espèce, savons nous quelles conditions font varier
la durée de l'incubation syphilitique? Ces conditions tien-
nent-elles à l'individu contagionné ou lui sont-elles étran-
gères? Relèvent-elles ou non de la lésion originelle qui
transmet l'infection, et l'incubation varie-t-elle avec la
forme même de l'accident transmis ?

Le bilan de nos connaissances sur ces divers points ne
sera que trop facile à établir.

1° Une chose me paraît certaine, c'est que les *conditions*

(1) Empis, *De l'Incubation des maladies*, Thèse de concours pour l'agrégation.
Paris, 1857.

individuelles, loin d'être indifférentes, jouent ici un certain rôle pour avancer ou retarder le terme de l'incubation. Parfois en effet on a vu plusieurs sujets s'exposer en même temps à la même contagion et ne présenter les premiers phénomènes de la maladie qu'à des intervalles assez inégaux. Tel est, par exemple, le fait suivant, que je dois à M. Clerc (1), et qui me paraît aussi démonstratif que possible : Deux jeunes maçons, n'ayant pas eu de rapports depuis un temps assez long, ont commerce le même jour avec la même femme. Une certaine période s'écoule sans accidents, après quoi un chancre se manifeste sur l'un de ces deux sujets et s'indure. Le malade court aussitôt avertir son ami, lequel s'examine et se trouve sain. Plusieurs jours se passent ainsi, et toujours exempt de toute lésion suspecte, l'ami se félicite de son heureuse immunité, lorsqu'à son tour, et seulement après un intervalle assez long, il voit se déclarer sur lui un chancre semblable à celui de son camarade, chancre qui s'indure également et prélude à une même infection constitutionnelle.

Mais ce premier point connu et admis, quelles sont les conditions propres à l'individu qui font que chez tel sujet les phénomènes morbides se déclarent de bonne heure, et que chez tel autre au contraire leur apparition est plus ou moins retardée? Ici les observations nous font défaut, et force nous est d'avouer notre ignorance absolue.

2° D'autre part, la nature de l'accident qui transmet la maladie exerce-t-elle une influence sur la durée de l'incubation?

(1) Communic. orale.

On a avancé et soutenu dans ces derniers temps que cette durée était moins longue pour le chancre né au contact d'un accident primitif que pour le chancre résultant de la contagion d'un accident secondaire. Un syphiliographe de haute distinction, M. Diday, s'est fait le représentant de cette idée, qu'il a vivement défendue soit dans ses écrits, soit devant la Société médicale de Lyon (1). « Sur « dix faits, dit-il, d'inoculation d'accidents secondaires, la « durée moyenne de l'incubation a été de 29 jours; tandis « que d'après une statistique dont j'ai réuni les éléments. « avec beaucoup de soin, la durée moyenne de l'incubation « du chancre infectant ordinaire (c'est-à-dire du chancre « provenant du contact d'un chancre) serait de quatorze jours (2). »

Si cette doctrine peut invoquer en sa faveur un certain nombre de faits incontestables, en revanche elle est singulièrement infirmée par d'autres, et ce n'est pas sans raison, à mon sens, qu'elle a été déjà combattue par M. Rollet (3). Pour ma part, je ne puis m'empêcher de remarquer qu'elle est formellement contredite par quelques-unes des observations qui m'ont servi de base à ce

(1) *Gazette médicale de Lyon*, 1859, p. 569. — 1860, p. 209 et suiv. — *Histoire naturelle de la syphilis*. Paris, 1863.

(2) L'éminent syphiliographe lyonnais me fait ici l'honneur de citer une statistique qu'il a dressée lui-même sur quelques-unes de mes observations. Or, je ne puis accepter cette statistique, et voici pourquoi. A l'époque où j'écrivais le mémoire où sont consignées ces observations, je tenais en suspicion, sur la foi de mon maître, les faits où l'incubation paraissait s'être prolongée au-delà d'un certain terme. Ces faits, qui me semblaient alors entachés de doute et dont je n'avais nul besoin d'ailleurs pour la question que j'étudiais, je les ai rigoureusement exclus de mon travail, réservant à l'avenir le soin d'en contrôler la valeur. De là cette conséquence, que M. Diday a trouvé seulement dans mon mémoire des cas d'incubation restreinte, les cas opposés n'y étant pas contenus.

(3) *Gazette médicale de Lyon*, 1859 et 1860.

travail. Ainsi, dans le cas de M. Cullerier (page 30), ce fut bien à un accident primitif, à un chancre, que l'on emprunta le pus qui servit à l'inoculation; or, les premiers phénomènes, comme nous l'avons vu, ne se manifestèrent qu'après *trente-neuf jours*, laps de temps supérieur à l'incubation moyenne observée dans les inoculations d'accidents secondaires. De même, dans l'observation 42 où l'incubation dépassa *deux mois au minimum*, ce fut encore à un chancre, bien et dûment caractérisé comme tel par M. Verneuil, que notre malade puisa l'infection. — D'autre part encore, quelques-unes des expériences entreprises sur l'inoculabilité des lésions secondaires de la syphilis nous offrent des exemples où l'incubation s'abrégea d'une façon notable pour descendre à 17, 15 et même 9 jours. — A ce double titre, en conséquence, il ne me paraît guère douteux que la règle posée par M. Diday ne soit pour le moins sujette à amendement et que d'incontestables exceptions ne puissent lui-être opposées dès ce moment.

Bien que variable dans sa durée, l'incubation n'est pas moins constante pour le chancre syphilitique. Or, par une opposition curieuse à établir, l'incubation fait au contraire défaut pour le *chancre simple*. C'est là un résultat connu et acquis à la science. Je n'y insiste, en terminant cette étude, que pour apporter le tribut d'observations personnelles à une doctrine qui, malgré tant de preuves, tant de démonstrations accumulées, rencontre encore néanmoins de nombreux contradicteurs.

Tandis que le chancre syphilitique, comme nous l'avons vu, a pour caractère de procéder habituellement avec une grande lenteur et de n'apparaître qu'à une époque plus ou moins éloignée du début même de l'infection, le chancre simple, au contraire, « va plus vite en besogne » ; il suit de près l'acte contagieux ; il lui succède presque sans intervalle.

Deux ordres de faits témoignent de cette évolution hâtive :

1. — Presque toujours, c'est peu de temps après le coït que les malades constatent les premiers débuts du chancre, lequel, s'élargissant et se creusant avec rapidité, amène les malades vers le médecin bien plus tôt que le chancre syphilitique à évolution tardive et indolente. Pour ne citer ici qu'un certain nombre de faits où l'origine de la contagion a pu être déterminée par moi d'une façon assez précise, je trouve, en consultant mes notes, que l'apparition des accidents s'est produite ou du moins a été *constatée par les malades* dans un délai déterminé comme il suit :

DÉBUT DES ACCIDENTS CONSTATÉ PAR LES MALADES :

Le premier jour après le rapport contagieux.	6 cas
Le second jour.	2
Le troisième jour.	9
Du troisième au quatrième jour	4
Le quatrième jour	3
Le cinquième jour.	1
Le sixième jour.	3
Du septième au huitième jour	13
Le neuvième jour.	1
Le dixième jour.	2
Le onzième jour.	1
Le treizième jour.	2

TOTAL. . . . . 52 cas.

Tout imparfaite qu'elle soit, puisqu'elle ne repose que sur de simples assertions de malades plus ou moins attentifs à leur santé, plus ou moins soigneux de leurs personnes, cette statistique n'en a pas moins sa signification. Elle nous montre, en effet, sur cinquante-deux cas, le chancre développé et constaté :

Vingt-quatre fois du 1er au 4e jour ;

Dix-sept fois du 4e au 8e jour ;

C'est-à-dire, quarante et une fois sur cinquante-deux, dans le courant des huit premiers jours ;

Onze fois seulement sur cinquante-deux, le chancre n'est constaté qu'après ce délai.

En somme, *quatre fois sur cinq* environ, le chancre simple a fait son apparition dans le cours des *huit jours* qui ont succédé au rapport contagieux.

Je n'insiste pas davantage sur cette statistique, qui bien évidemment, je suis le premier à le reconnaître, présente trop de chances d'erreurs pour être démonstrative. D'autant que, sur ce terrain, nous avons à notre disposition un bien meilleur témoignage pour évaluer rigoureusement les périodes d'évolution du chancre simple. — Interrogeons

(1) Je ne discuterai pas ces derniers chiffres, qui ne sauraient évidemment m'être opposés. Il ne s'agit pas ici de l'époque réelle où ces chancres se sont manifestés, mais de l'époque où ils furent découverts par les malades, alors qu'ils pouvaient, qu'ils devaient même certainement, en raison de leur étendue, exister depuis un temps plus ou moins long.

donc les résultats fournis par la lancette et voyons ce que nous apprend l'inoculation.

II. — Pendant mon internat à l'hôpital du Midi, j'ai vu inoculer par M. Ricord ou j'ai inoculé moi-même plus d'une centaine de chancres simples. Les résultats de ces expériences ont été très-soigneusement enregistrés par moi ; ils ont été contrôlés par mon maître et par le public nombreux qui assistait à ses brillantes cliniques ; ils offrent donc toutes les garanties possibles d'authenticité. Or, voici ce que je trouve dans mes notes.

1° Le premier jour, 24 heures environ après l'inoculation, on constate déjà des traces très-manifestes d'un travail local. Au point où a pénétré la lancette, il s'est produit une saillie papuleuse, surmontée le plus souvent d'une petite croûte sanguine, et entourée d'une auréole rouge, enflammée. Souvent même on distingue au sommet de cette papule un soulèvement de l'épiderme, à teinte jaunâtre, et un commencement de pustulation (1). Il n'est pas très-rare qu'à cette époque l'on puisse prédire, d'après l'aspect de la lésion, la marche ultérieure et le résultat définitif de l'expérience. Ainsi, j'ai vu parfois M. Ricord, dont le coup d'œil était prodigieux en pareille matière, annoncer avec un rare bonheur le succès ou l'insuccès d'une inoculation faite la veille. Toutefois, n'exagérons rien. Le plus souvent, à cette époque, l'expérimentateur reste dans l'indécision, car l'évolution des pseudo-pustules offre assez de ressemblance dans les premiers temps avec celle des pustules

---

(1) Comparez : Rollet, *Recherches cliniques et expérimentales sur la syphilis*, etc. Paris 1861, p. 14.

vraies pour que le médecin le plus exercé ne puisse rien préjuger des phénomènes consécutifs.

2° Au second jour, en revanche, la lésion commence à se caractériser, et fort souvent (je ne dis pas toujours) l'on peut se prononcer sur le résultat de l'inoculation. A cette époque, en effet, ou bien il s'est produit une petite pustule saillante, arrondie, jaunâtre, entourée d'une auréole inflammatoire et recouvrant une petite ulcération ; ou bien, la pustule ayant été crevée par les mouvements, par les froissements, il se présente à découvert une plaie arrondie, excavée, à bords abrupts, à fond grisâtre, mesurant un millimètre environ de diamètre ou un peu plus, et rappelant déjà en miniature l'ensemble des caractères propres au chancre simple (1).

3° Le troisième et le quatrième jour, la pustule s'étend et se crève en général ; l'ulcération se creuse et s'élargit, etc... Bref, le travail local suit une marche bien connue que je n'ai pas à décrire, et les résultats de l'expérience deviennent aussi formels et aussi nets que possible.

En quelques cas seulement les phénomènes locaux restent mal caractérisés pendant quelques jours (3, 4, 5 jours, 6 même dans une de mes observations), et le diagnostic

---

(1) Je trouve, en effet, dans mes notes qu'assez souvent, dès le second jour, c'est-à-dire après 48 heures environ, le résultat de l'inoculation nous a paru assez concluant pour suspendre l'expérience et détruire le chancre par cautérisation.

A ce propos, la remarque suivante ne sera peut-être pas sans intérêt. Lorsqu'on veut éteindre par les caustiques un chancre d'inoculation, si jeune qu'il soit, quelque restreinte qu'en soit l'étendue, ce n'est pas au nitrate d'argent, comme on le fait communément, qu'il faut avoir recours. Les cautérisations pratiquées avec le crayon de nitrate, même répétées et profondes, sont en général insuffisantes pour modifier l'ulcère virulent et le transformer en une plaie simple. Je les ai vues échouer, pour ma part, dans l'énorme majorité des cas. Il faut pour *tuer* le chancre, même à cette époque si rapprochée du début, une cautérisation énergique et véritablement *destructive*. Le caustique carbo-sulfurique de Ricord remplit parfaitement cette condition, et je crois que c'est un des meilleurs agents que l'on puisse employer pour les expériences de ce genre.

oscille entre une pseudo-pustule et une véritable pustule chancreuse. Mais, qu'on le remarque bien, dans ces faits, d'ailleurs assez rares, il n'existe pas plus d'incubation que dans ceux où la nature de la lésion se formule et se précise nettement dès les premiers temps de l'expérience. Le travail morbide est toujours immédiat; seulement il revêt parfois une allure ou plus lente ou moins franche, de façon à permettre quelques hésitations de prime abord.

Ce qu'on ne voit jamais pour le chancre simple, ou du moins ce que je n'ai jamais vu, c'est une *incubation véritable* succédant à l'inoculation et laissant s'écouler un intervalle plus ou moins long, sans phénomènes morbides, entre le moment de l'insertion virulente et la production de la pustule. L'évolution des phénomènes, je le répète encore, m'a toujours paru *immédiate* dans toutes mes expériences; je dirais volontiers qu'elle commence à l'instant même de la piqûre. Tout au moins, le développement du chancre se manifeste par des symptômes facilement appréciables et nettement caractéristiques, dans une période toujours très-courte où il est impossible de saisir un stade même abrégé d'incubation.

De tels résultats, comparés à ceux que nous a offerts précédemment le chancre syphilitique, présentent un contraste frappant. D'une part, *absence d'incubation* et évolution immédiate de la pustule; d'autre part, *incubation constante*, dépassant au moins plusieurs jours, atteignant en général une limite de trois à quatre septénaires environ, souvent aussi se prolongeant jusqu'à 30, 35 et 40 jours, parfois même enfin susceptible de s'étendre au delà.

Au point de vue de l'évolution, donc, il existe entre le chancre syphilitique et le chancre simple une différence capitale, aussi formelle, aussi accentuée que possible.

Cette différence peut être justement invoquée par l'école dualiste à l'appui de sa doctrine. Elle constitue une opposition de plus entre ces deux espèces nosologiques, la syphilis et le chancre simple, dont l'indépendance réciproque est d'ailleurs démontrée par tant d'autres caractères.

Anc. Mon BÉNARD. — Imp. SERINGE Frères, place du Caire, 2.